EXAMEN
DE PLUSIEURS
PRÉJUGÉS
ET
USAGES ABUSIFS;

CONCERNANT les Femmes enceintes, celles qui sont accouchées, & les Enfans en bas âge; lesquels Préjugés & Usages abusifs font dégénérer l'espece humaine: avec les moyens d'y remédier.

OUVRAGE couronné par l'Académie-Royale des Sciences & Belles-Lettres de Nancy, dans sa Séance publique du 8 Mai 1776;

PAR M. SAUCEROTTE, Maître en Chirurgie, gradué de l'Académie-Royale de Chirurgie de Paris, Honoraire du College-Royal de Chirurgie de Nancy, Chirurgien ordinaire du feu Roi de Pologne, STANISLAS Ier, Professeur, Démonstrateur-Royal en l'Art des Accouchemens, &c. à Lunéville.

A STRASBOURG,
Chez GAY, Marchand-Libraire.

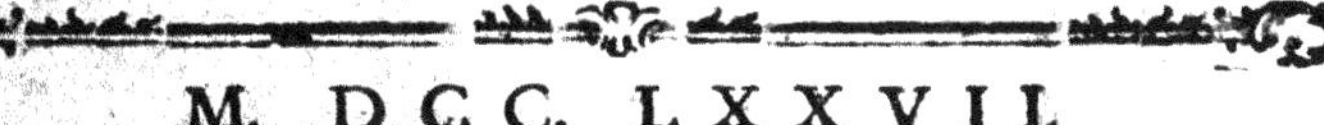

M. DCC. LXXVII.

EXTRAIT

Des Registres de l'Académie-Royale de Chirurgie.

Du Jeudi 18 Juillet 1776.

MONSIEUR BORDENAVE, Directeur, & moi, chargés de l'examen d'un Mémoire couronné par l'Académie-Royale des Sciences & Belles-Lettres de Nancy, dans lequel M. SAUCEROTTE traite de *plusieurs Préjugés & Usages abusifs, concernant les Femmes enceintes, celles qui sont accouchées, & les enfans en bas âge*; en ayant fait le rapport, la Compagnie a accordé à M. SAUCEROTTE la permiſſion de prendre, à la tête de cet Ouvrage qu'elle a jugé *utile*, le titre D'ASSOCIÉ DE L'ACADÉMIE-ROYALE DE CHIRURGIE : En foi de quoi je lui ai expédié le préſent Extrait des Regiſtres, que je certifie véritable.

A Paris, le 19 Juillet 1776.

LOUIS,

Secretaire-perpétuel de l'Académie-Royale de Chirurgie, &c.

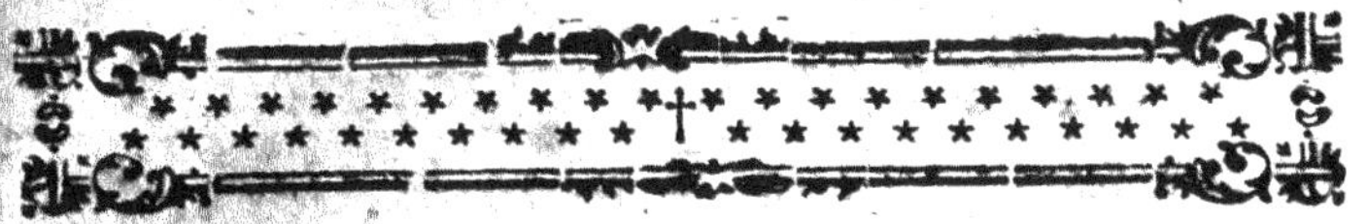

AVERTISSEMENT.

DEpuis plus de quinze ans que j'ai eu des occaſions très-fréquentes d'exercer l'Art des accouchemens naturels & laborieux, j'ai été à même d'obſerver, comme pluſieurs autres Praticiens, combien il y a de Préjugés & d'Uſages abuſifs, rélativement aux Femmes enceintes, à celles qui ſont accouchées, & aux enfans en bas âge. *J'ai vu, avec affliction, que ces Préjugés & Uſages abuſifs font dégénérer l'eſpece humaine: en conſéquence, j'ai cru devoir m'élever contr'eux, & indiquer les moyens de les détruire. C'eſt pourquoi j'ai ren-*

fermé, dans un Ouvrage précis & à la portée de tout le monde, les réflexions que j'ai faites, pendant le cours de ma pratique, ſur une matiere auſſi importante.

Je ne prétends pas que cet Opuſcule ne contienne que des nouvelles découvertes, & n'offre que des objets que perſonne n'a encore examinés: mais je ſuis perſuadé qu'il ſuffit quelquefois de bien obſerver & apprécier certaines choſes, & de les préſenter ſous l'aſpect convenable au plus grand nombre, pour qu'elles portent avec ſoi un mérite réel d'utilité. C'eſt ſous ce point de vue que l'Académie-Royale des Sciences & Belles-Lettres de Nancy a honoré mon travail de ſes ſuffrages; en jugeant qu'il pouvoit être utile, non-ſeulement à mes Com-

patriotes, mais à l'humanité en général: car les préjugés & les abus ſont de tous les lieux, &, à quelques légeres nuances près, appartiennent également à toutes les Nations.

J'ai rangé à la fin de l'Ouvrage, par ordre alphabétique, les termes de l'Art qui pourroient ne pas être familiers à certains Lecteurs, & j'en donne l'explication. Ces termes ſe trouvent, dans le Livre, ſuivis d'un aſtériſque ou étoile.

> . . . . Tibi ſe mortalia ſæpè
> Corpora debebunt.
>
> *Ovid.*

Lorſqu'on jette un coup-d'œil philoſophique ſur les progrès de l'eſprit humain, on eſt étonné de voir que, rélativement à pluſieurs choſes de ſeconde utilité & difficiles en elles-

mêmes, il ait comme franchi les bornes qui sembloient lui être prescrites, tandis qu'il a négligé beaucoup d'objets de nécessité premiere, & d'une exécution facile. Est-ce une marque de notre foiblesse ou de notre vanité de ce que nous cherchons à nous roidir contre les obstacles, tandis que nous laissons en arriere ce qui demande peu de recherches & de peines? En effet, on a sondé la profondeur des abymes; on a maîtrisé les élémens; on a parcouru des milliers de lieues pour découvrir des contrées; à force de travail & d'application, nous sommes parvenus à connoître les révolutions de ces corps énormes qui se meuvent dans l'immensité de l'espace; nouveaux prométhées; nous avons dérobé le feu du Ciel, en approfondissant les phénomènes électriques, & avons, pour ainsi dire, arraché par leur moyen la foudre des mains du Créateur; en un mot, on a décomposé en quelque sorte le corps entier de la nature, & l'on a dédaigné d'apprendre les Rudimens de la Science physique de l'homme. Une routine aveugle dirige la plupart des soins que l'on donne aux Femmes enceintes, à celles qui sont accouchées, & aux enfans en bas âge: *leur constitution en souffre, & le Citoyen observateur voit, avec affliction, que l'existence de ses semblables est altérée dans sa source & dans son principe. C'est contre les erreurs qui y donnent lieu, que je m'éleve aujourd'hui; c'est devant le Tribunal de nos Sages & de nos Savans, que je vais défendre la cause de l'humanité en général, & principalement celle de mes Compatriotes. L'amour du bien public, dont mes Juges ſont animés, ne peut que me les rendre favorables, ſi j'ai le bonheur de leur préſenter quelques vues utiles.*

Mon but, dans cet Opuſcule, n'eſt pas de donner des préceptes bons en eux-mêmes, & connus de tout le monde: ce ſeroit multiplier mal-à-propos le nombre des Livres que nous avons déja. „ N'écrivez-pas tout ce
„ qu'il faut faire, m'ont dit pluſieurs
„ perſonnes ſenſées; votre travail ſe-
„ roit rempli de choſes ſuperflues,
„ puiſque nous y trouverions ce que
„ nous ſavons déja, & exécutons tous
„ les jours: indiquez-nous ſeulement
„ les points dans leſquels nous er-

„ *rons ; votre Ouvrage sera court,*
„ *bien reçu du Public, & lu avec*
„ *fruit, parce qu'on en saisira facile-*
„ *ment tous les objets.* " *Je ne veux donc que combattre des Préjugés, & attaquer des Usages abusifs, en circonscrivant la matiere de telle sorte qu'elle ne passe pas les bornes d'un Mémoire académique, qui ne jouira de la confiance générale, qu'autant qu'il méritera les suffrages de la Compagnie éclairée à qui je l'offre.*

PRÉJUGÉS ET USAGES ABUSIFS

Concernant les Femmes enceintes.

PREMIERE PARTIE.

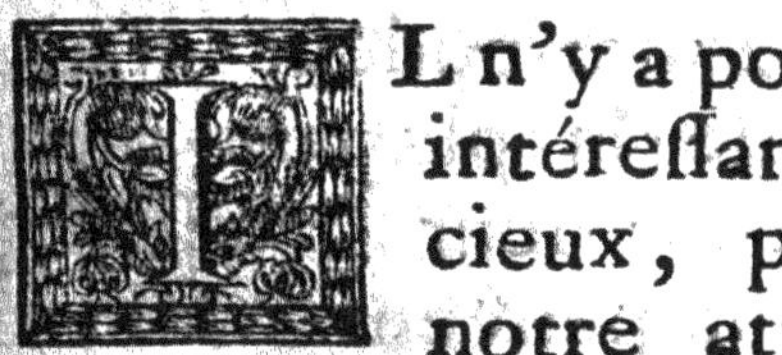

L n'y a point d'Être plus intéressant, plus précieux, plus digne de notre attention & de nos soins, que celui qui, jouissant d'abord de sa vie particuliere, nourrit, en outre, dans son sein un individu qui, à ſon tour, doit perpétuer l'eſpece. Le ménagement & la vénération pour les Femmes enceintes étoient portés à un tel point chez quelques Peuples de l'antiquité, qu'on puniſſoit irrémiſſiblement de mort ceux qui oſoient les frapper. Si la crainte des maux qui pouvoient réſulter pour la mere & le fœtus, * des excès commis ſur elle, a établi jadis une Loi ſi rigoureuſe; comment, dans un ſiecle de lumiere comme le nôtre, n'obſerve-t-on pas les effets ſouvent funeſtes de certaines habitudes & coutumes qui leur ſont rélatives? En les examinant, je vois d'abord qu'une pudeur mal entendue engage la plupart des Femmes à cacher leur groſſeſſe autant qu'elles le peuvent; celles mêmes à qui elles doivent le jour leur inſpirent cette retenue, & c'eſt un point d'éducation dans certaines familles, comme ſi l'on devoit avoir honte de remplir le premier vœu de la nature, & de s'acquitter de la fonction qui nous rend le plus reſſemblans au Créateur. Pourquoi donc s'efforcer d'en ſouſtraire la connoiſſance aux yeux du Public, en ſe ſerrant & comprimant le ventre, (*) par le moyen de la ceinture des jupes, & par celui des corps à baleines? Ce qui étrangle les inteſtins *; y gêne & retarde le cours des matieres ſtercorales *, qui ſe durciſſent par la réſorbtion * de leurs parties les plus ténues * & les plus déliées. La premiere incommodité qui en réſulte eſt la conſtipation, toujours dangereuſe par les efforts qu'il faut faire pour aller à la ſelle, leſquels ſe portent ſur la matrice, & occaſionnent ſouvent des fauſſes-couches: enſuite ces particules paſſées dans le ſang le corrompent, & diſ-

* Compreſſion du ventre, par le moyen de la ceinture des jupes & des corps à baleines.

posent le germe de maladies putrides, qui se développe après l'accouchement. Ajoutons que la pression extérieure empêchant la libre expansion * du fœtus *, il prend une mauvaise situation : ce qui occasionne par la suite un accouchement laborieux, comme nous le voyons chez la plupart des filles qui ont caché soigneusement leur grossesse. Les ligatures & compressions produisent souvent aussi des descentes, par la disposition qu'ont les intestins * gênés à se porter vers les ouvertures qui se trouvent dans la circonférence du bas-ventre.

Mais on se récrie, au sujet des corps à baleines, sur la taille qu'il faut conserver aux jeunes Femmes. Je demande comment on peut parvenir à ce but, en comprimant les visceres, & en les déplaçant, pour ainsi dire, de l'endroit qu'ils occupent

pent naturellement ; en y faisant séjourner les liqueurs, & en donnant lieu, par ce moyen, aux obstructions ? Si l'avantage paroît en être momentanée, abstraction faite du tort que peut en ressentir le fœtus *, combien ne se prépare-t-on pas de maux pour l'avenir ? Les charmes de la jeunesse passent bien vîte, & l'on anticipe les infirmités de la vieillesse. Je me crois même obligé de dire que j'ai vu plusieurs jeunes Femmes qui avoient porté des corps baleinés pendant leurs premieres grossesses, & à qui le ventre n'en est pas moins resté fort gros. L'engouement * des fluides *, auquel les compressions donnent lieu, explique la chose. Les corps ont, en outre, l'inconvénient d'applatir les mamelons * des seins, & de rendre par conséquent les femmes incapables d'allaiter, ou du moins de leur préparer beaucoup de maux & à leurs nourrissons.

Saignée du bras.

Je passe à un autre objet très-intéressant, c'est la saignée. La routine veut qu'on saigne du bras les femmes grosses, à quatre mois & demi, à sept & à neuf. J'ai été plusieurs fois à même, dans le cours de ma pratique, de voir des femmes auxquelles il m'étoit difficile de persuader que ces évacuations périodiques * & artificielles de sang n'étoient fondées sur aucun principe qui eût sa source dans l'économie animale. Combien les gens de l'Art n'ont-ils pas observé d'accidens survenus par l'opiniâtreté de certaines personnes qui s'opposoient à ce qu'on saignât avant le terme de quatre mois & demi, ou dans d'autres temps que le préjugé n'adoptoit pas? Des saignées faites inutilement, & seulement pour se conformer a un usage abusif, n'ont-elles pas eu auſſi les ſuites les plus funeſtes? Il y a des Femmes qui certainement n'ont jamais, ou preſque jamais beſoin d'être ſaignées dans le cours de leur groſſeſſe : telles ſont celles qui ont la fibre * molle & lâche, qui ſont pâles & décolorées; en un mot, qui ſont d'une conſtitution indolente & pituiteuſe. J'ajoute que cette opération ſeroit nuiſible à celles qui ſont dans un état d'inanition, qui depuis long-temps ſont dégoûtées, & vomiſſent immédiatement après avoir pris quelqu'aliment; à celles qui ont la diarrhée *, la bouche amere, le teint & ſur-tout le blanc des yeux jaunes; à celles qui crachent conſidérablement, ſur-tout avant d'avoir mangé; à celles enfin qui ont des renvois aigres ou ſentant l'œuf couvi. D'un autre côté, il ſeroit très-dangereux de ne pas ſaigner, indiſtinctement dans tous les temps de la groſſeſſe ; les femmes qui, ayant la fibre * roide & ſolide, & qui étant ſanguines, reſſentent des engourdiſſemens, & éprouvent des laſſitudes ſans les avoir occaſionnées, ont des peſanteurs de tête ou des étourdiſſemens, ont un goût de ſang dans la bouche, ſouffrent à la région des reins, ſont affectées d'une maladie inflammatoire, ou ont une perte utérine * ; ont enfin les extrêmités * inférieures douloureuſes, ou enflées par l'empêchement du retour du ſang, ou variqueuſes *.

Saignée du pied.

Si, dans le ſyſtême vulgaire, on abuſe des ſaignées du bras, auſſi redoute-t-on trop celles du pied, qui cependant ſont néceſſaires dans les apoplexies ſanguines, à la ſuite des léſions conſidérables de la tête, & dans les hémorrhagies menaçantes par le nez & par la bouche. Certainement, ſi la ſaignée du pied étoit auſſi fatale aux Femmes enceintes que le Public ſe le perſuade, les Hôpitaux des enfans trouvés ne ſeroient pas ſi peuplés qu'ils le ſont.

Vomitifs.

On craint trop auſſi les vomitifs, que les Miniſtres de ſanté ſont cependant dans le cas d'adminiſtrer quelquefois, avec les ménagemens que la prudence leur ſuggère; & je dirai, comme ci-devant, qu'il n'y auroit pas autant de bâtards qu'il y en a, ſi les vomitifs occaſionnoient toujours des fauſſes couches. En réfléchiſſant un peu, l'on comprendroit, ſans peine, que la plupart des ſemmes étant ſujettes, dans les premiers mois de la groſſeſſe, à des vomiſſemens ſpontanées *, qui ne s'exécutent quelquefois que par des efforts conſidérables, elles n'accouchent pas prématurément * pour cela: au lieu que celles qui ont des toux violentes, font souvent des fausses-couches. Dans le vomissement, l'action spasmodique * du diaphragme * est de bas en haut; au lieu que dans la toux elle est de haut en bas: ce qui cause des saccades *, qui de proche en proche se communiquent à la matrice.

Purgatifs. La prévention du Public, contraire aux purgatifs, le cède de peu à celle que je viens d'attaquer. J'avoue que s'ils étoient forts & actifs ils pourroient irriter les intestins *, de maniere à déterminer le travail: mais cela n'aura pas lieu, si l'on se contente de purger avec la rhubarbe, à petite dose, unie avec la manne; ou avec la crême de tartre; ou avec la magnésie blanche, selon l'indication *. J'ai même observé que la purgation est indispensable chez les Femmes dont les digestions sont dépravées, dans les derniers mois ; parce que, ſans cette précaution, les ſuites de couches ſont ſouvent compliquées de dévoiement, & de fievres de mauvais caractere.

Il y a beaucoup de gens qui regardent les lavemens comme pernicieux aux Femmes enceintes. Ils allèguent, pour raiſon, qu'ils relâchent les ligamens de la matrice, & les attaches du fœtus * à ſa mere : ce qui eſt une abſurdité. Ils ajoutent que ces eſpeces d'injections cauſent des vents, & par conſéquent des coliques ; ce qui n'eſt pas moins faux : car une ſeringue bien pleine, & artiſtement garnie, ne peut phyſiquement le faire. Il eſt vrai que, s'il y a déja beaucoup de vents renfermés dans les inteſtins *, le lavement les déplace & les pouſſe devant lui ; ce qui peut cauſer pour un moment la colique : mais elle ſe diſſipe promp- Lavemens.

tement, & la Femme est soulagée après avoir rendu le lavement, avec lequel les vents s'évacuent. Les personnes instruites savent que ces especes d'injections, préparées suivant l'indication curative *, sont merveilleuses contre la constipation à laquelle sont sujettes les Femmes grosses : car j'ai vu, & les autres Praticiens l'ont observé comme moi, des fausses-couches occasionnées par les efforts que certaines avoient faits pour expulser leurs excrémens durcis. J'ajouterai que les lavemens conviennent à celles qui sont pléthoriques *, sans même qu'elles soient constipées. En un mot, leur usage est très-avantageux dans les embarras de tête, les coliques, & toutes les maladies aiguës *. Je ne vois que les cas d'inanition & d'épuisement qui les contre-indiquent, si ce n'est les lavemens nourrissans, qui, au contraire, doivent être adminiſtrés, avec la précaution de les garder un peu de temps, afin qu'ils puiſſent s'inſinuer dans les conduits du chyle *.

Les bains.

Les bains paſſent pour être d'un danger extrême dans l'état de groſſeſſe. On vient encore à bout de perſuader celles qui ſont affectées de vérole d'uſer de ce moyen préparatoire. Mais un Médecin très-inſtruit m'a dit avoir vu, avec douleur, qu'on s'oppoſa un jour à ce qu'une Femme enceinte, attaquée de colique néphrétique, fût baignée; remède qui l'avoit guérie en pluſieurs autres attaques: de crainte, diſoit-on, d'occaſionner une fauſſe-couche, qui arriva, au contraire, par le défaut de ce moyen curatif *.

Amulettes.

Faut-il donc que l'erreur s'étende juſques ſur les choſes qui en elles-mêmes paroiſſent de très-peu d'importance, & qui sont cependant d'une très-grande dans leurs effets, en ce qu'elles donnent lieu à une fausse sécurité, en empêchant d'avoir recours à des moyens efficaces? je veux parler des amulettes *, que nombre de Femmes portent lors qu'elles sont menacées d'une fausse-couche. J'en dirai autant des topiques, & de certains breuvages, même très-dégoûtans, que quelques-unes avalent.

Exercice immodéré, promenades fatigantes.

Je dois improuver aussi un autre préjugé assez généralement répandu; c'est de croire qu'il faille que les Femmes s'agitent beaucoup, & fassent des promenades fatigantes sur la fin de leur grossesse. J'avoue qu'un exercice modéré est autant salutaire que j'ai observé qu'un immodéré est nuisible: & je dois assurer, avec la candeur qu'exige de moi l'intérêt de mes semblables, que je n'ai jamais vu accoucher plus facilement celles qui s'étoient beaucoup exercées : mais qu'au contraire, elles ont en général un travail plus laborieux que celles qui ſe ſont exercées avec modération.

Préjugé ſur ce que les femmes enceintes peuvent manger indiſtinctement de tout, & doivent prendre beaucoup de nourriture.

Il n'eſt pas inutile de dire ici que les Femmes enceintes s'expoſent beaucoup, en mangeant indiſtinctement de tout ce qui leur vient dans l'imagination ; c'eſt-à-dire, en ſatisfaiſant leur appétit par des mets lourds, indigeſtes & mal-ſains, au lieu de prendre une bonne nourriture ; ou bien en s'efforçant à manger beaucoup, ſans qu'elles y ſoient excitées par la faim ; & cela ſous prétexte qu'il faut ſuſtenter la mere & l'enfant qu'elle porte. Mais l'état de groſſeſſe rendant le ventre pareſſeux ; dérangeant la filtration des liqueurs qui ſervent à faire digérer ; mettant enfin l'eſtomac à la gêne, les indigestions ont facilement lieu, & ont, comme on sait, de dangereuses suites; enfin les fausses digestions, causées par des substances alimentaires indigestes & de mauvais suc, engendrent des humeurs dépravées qui, à la suite de l'accouchement, produisent des maladies dangereuses, & souvent mortelles.

Attouchemens réitérés & peu ménagés de l'orifice de la matrice pendant le travail.

Je ne puis que me récrier contre une pratique abusive que j'ai vu adopter par toutes les Sages-femmes, ou peu s'en faut: elles appellent cela *travailler;* & les Assistantes disent que la Mâtrone a bien ou mal *travaillé:* ce qui indique que c'est un abus généralement admis. Je veux parler des attouchemens continuels & peu ménagés qu'elles font aux Femmes qui sont dans les maux, en s'efforçant de dilater mal-à-propos l'orifice de la matrice, dans la fausse vue de hâter le travail. Que réſulte-t-il de cette mauvaiſe manœuvre ? Des excoriations *, des contuſions, & un gonflement qui retient les lochies * dans le viſcere, & les y fait croupir : ce qui donne lieu à une fievre ſymptomatique *, cauſée quelquefois auſſi par l'inflammation, & enſuite par la ſuppuration des parties contuſes & léſées. Les vuidanges maſquent l'écoulement du pus : la ſuppuration entraîne la fonte du tiſſu cellulaire * de la partie ſupérieure du vagin, de l'orifice de l'uterus * & de ſon col : il en réſulte des relâchemens, des chûtes & des renverſemens de ces parties : enfin il reſte, après la guériſon même, des cicatrices qui rendent longs & pénibles les accouchemens ſubſéquens *. L'ouverture des Femmes mortes après des accouchemens longs, & dans leſquels les

Sages-femmes avoient vigoureuſement *travaillé*, a démontré ce que je viens d'expoſer.

Saignée dans les maux.

Dès que le travail paroît lent, il eſt d'uſage qu'on faſſe ſaigner, ſans qu'on examine quelle peut être la cauſe du retardement. Dans l'idée même qu'en général la ſaignée hâte l'accouchement, la plupart des Femmes réſervent leur troiſieme ſaignée de neuf mois pour dans les maux. Il y a cependant une juſte appréciation à faire des cas où elle convient ou non; & je dirai, d'après l'expérience, qu'elle eſt utile, 1°. Lorſque l'orifice de la matrice manque de flexibilité pour ſe prêter a l'extenſion & à la dilatation néceſſaires; qu'il eſt dur, gros, épais, fort chaud, gorgé de ſang: 2°. Si, après l'écoulement des eaux, les douleurs deviennent déchirantes, & le ventre douloureux; 3°. Lorſque la

Femme eſt menacée ou attaquée de convulſions dépendantes de la pléthore *; 4°. Enfin lorſqu'il ſe déclare une perte utérine * dans le commencement du travail.

La ſaignée du pied eſt indiquée dans le cas d'une violente hémorrhagie par le nez ou par la bouche; ou lorſqu'il ſe manifeſte des ſignes d'un engorgement ſanguin à la tête. Au contraire, il ſeroit très-dangereux de ſaigner ſi, le travail étant avancé, il ſurvenoit une perte utérine *; parce qu'alors cette hémorrhagie étant cauſée par le décollement du placenta *, l'accouchement ſeul peut la faire ceſſer, avec les précautions qu'il convient de prendre après; au lieu que la ſaignée, affoibliſſant la Femme, relâche les fibres * de telle ſorte, qu'elle fait reſter la matrice dans l'atonie * après l'expulſion du fœtus *: ce qui foudroie l'Accouchée par l'écoulement copieux du ſang. J'ajoute que la ſaignée, au lieu d'accélérer les maux, les rallentit, au contraire, chez les Femmes dont la fibre * eſt molle & lâche; parce qu'alors cette évacuation diminue la force contractile * de l'uterus * & des muſcles du bas-ventre. Dans la circonſtance auſſi que la Femme auroit une indigeſtion, ou des renvois alcalins *, la ſaignée hâteroit la fievre putride, à laquelle ces ſortes de ſujets ſont fort diſpoſés après leurs couches.

Potions cordiales ou emménagogues, & lavemens irritans pour accélérer le travail.

J'ai vu adminiſtrer des potions cordiales *, ou emménagogues *, ou des lavemens irritans, pour accélérer le travail, lorſqu'il y avoit de la lenteur; & je puis dire en avoir vu ſouvent réſulter de très-fâcheux accidens; comme douleurs, pertes, inflammation, fievres, ſuppreſſion des lochies *, &c.

Potions cordiales, vin, ou autres liqueurs spiritueuses dans les pertes.

Il y a, au sujet des pertes, un abus presque généralement adopté, & que je condamne d'autant plus qu'il est plus meurtrier. Une Femme est-elle affoiblie par une hémorrhagie utérine *? Au lieu de la mettre aux incrassans * & astringens * rafraîchissans, on lui administre des potions cordiales *, du vin, ou des autres liqueurs spiritueuses. Il est bien vrai que par ce moyen on relève les forces ; mais ce ne sont que des forces factices*, qui augmentent le mouvement de la circulation, & portent le sang en plus grande abondance & avec plus de célérité vers la matrice : ce qui fait bientôt succomber les malheureuses victimes de l'ignorance, ou du moins les conduit aux portes du tombeau. Je ne vois que l'affaissement général, & l'inanition, sans perte quelconque, dans lesquels les cordiaux * puissent convenir.

Faire marcher pour accélérer le travail.

Lorſqu'on s'apperçoit qu'il y a de la lenteur dans le travail, on croit qu'il eſt néceſſaire de faire marcher les Femmes pour l'accélérer. Cet exercice, je l'avoue, peut être permis, ſi la malade éprouve des engourdiſſemens & des crampes lorſqu'elle eſt debout, aſſiſe ou couchée ; enfin, ſi les maux paroiſſent ne faire des progrès que lorſqu'elle marche. Au contraire, il faut qu'elle s'en abſtienne, ſi elle a une perte ; ſi ſes extrêmités* inférieures ſont enflées ou variqueuſes * ; ſi elle a les grandes lèvres tuméfiées * ; s'il exiſte une complication de deſcente de matrice ou d'inteſtin * ; de même que ſi les eaux ſont percées, s'il fait froid, & que la Femme ſoit mouillée.

Vapeurs humides pour faciliter l'accouchement.

L'intention de faciliter l'accouchement, a certainement fait employer bien des moyens. Mais répondent-ils tous au but qu'on ſe propoſe? On fait quelquefois uſage des bains de vapeurs, pour relâcher, croit-on, les parties extérieures de la génération, lorſqu'on ſoupçonne que c'eſt leur rigidité * qui s'oppoſe à la ſortie du fœtus *. Mais je puis aſſurer que, phyſiquement, ces vapeurs humides ſont bien plutôt capables d'opérer l'effet contraire; d'autant mieux que, par leur chaleur, elles raréfient * le ſang des parties, & les gonflent par conſéquent : ce qui augmente la réſiſtance qu'éprouve la tête de l'enfant.

Preſſer fortement de haut en bas le ventre des femmes en travail, &, qui pis eſt, les ſuſpendre.

Le moyen prétendu de faciliter l'accouchement, dont je viens de parler, n'eſt pas, à beaucoup près, auſſi dangereux que celui de preſſer fortement le ventre de haut en bas, pour en expulſer l'enfant; ce qui confond les muſcles du bas ventre, les inteſtins * & l'utérus *; ſuſpend les douleurs du travail, retarde par conséquent la sortie du fœtus *, & dispose les boyaux & la matrice à l'inflammation ; maladie très-dangereuse. Si l'enfant, au lieu de se présenter naturellement, est dans une position contre nature, on peut juger combien cette condamnable méthode doit être encore plus funeste à la mere & à son fruit.

Mais les gens sensés pourront-ils croire qu'en certains endroits on suspend au plancher, par le moyen d'une corde passée sous les aisselles, les Femmes dont le travail est long, & qu'on les agite fortement pendant cette espece de supplice, dans la fausse vue de hâter l'accouchement ? La chose, quoique pas vraisemblable, n'en est pas moins vraie, & fait gémir le Citoyen philosophe sur les erreurs populaires, en desirant, avec ardeur, que le voile qui les couvre soit déchiré.

Extraction précipitée du placenta *.

Il faut, sans doute, attribuer au desir qu'a une Femme d'être bientôt délivrée, dès que son enfant est venu au monde, & à la joie qu'en ressentent aussi les Assistans, l'usage où sont la plupart des Sages-femmes de faire l'extraction du placenta * immédiatement après la sortie du fœtus *. En avouant cependant qu'il y a une circonstance dans laquelle cette pratique est nécessaire ; c'est lorsqu'il y a une perte causée par le décollement de ce même arriere-faix : avec le soin d'exciter les contractions de la matrice, pour qu'elle ne reste pas dans l'atonie * ; ce qui s'opere en l'agaçant intérieurement & extérieurement par de légères frictions *. Ce cas excepté, on doit commencer par lier le cordon ombilical, & ne tenter d'extraire le délivre que lorsqu'on sent l'utérus * former une tumeur dure, ovalaire

& circonscrite, entre l'ombilic * & le pubis *. La condamnable habitude de délivrer aussi-tôt après la sortie de l'enfant, entraîne après elle les accidens les plus funestes. J'ai été souvent à même d'en voir les effets terribles. Cette mauvaise pratique ou excite des douleurs aussi vives que celles de l'enfantement; ou cause le renversement du fond de la matrice, ou le déchirement même de ce viscère; ou donne lieu à des pertes foudroyantes; ou enfin dispose l'uterus * à un relâchement consécutif *.

Les attouchemens peu ménagés, dont j'ai parlé plus haut, & la méthode très-repréhensible d'extraire précipitamment le placenta *, sont les causes de presque toutes les descentes de matrice dont nombre de Femmes sont attaquées.

Potions & lavemens irri-

Comme le cordon des fœtus * abortifs * est le plus souvent trop foible pour pouvoir ſoutenir l'effort que demande l'extraction de l'arriere-faix, il arrive très-fréquemment qu'au lieu d'abandonner cette opération à la nature, ou au lieu de débarraſſer la malade de cette maſſe charnue, à l'aide des doigts, des pincettes à faux-germes, ou des injections d'eau tiède, on adminiſtre des potions & des lavemens irritans pour parvenir à cette fin : pratique très-dangereuſe; car j'ai vu en réſulter des coliques très-aiguës, des pertes, & même l'inflammation de la matrice.

tans, pour procurer la ſortie du placenta des fœtus abortifs.

Après avoir examiné les Préjugés & les Uſages abuſifs qui concernent les Femmes enceintes, je vais m'occuper, dans la ſeconde Partie, de ceux qui ſont rélatifs à celles qui ſont accouchées.

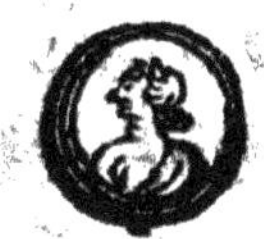

PRÉJUGÉS
ET
USAGES ABUSIFS
Concernant les Femmes accouchées.

SECONDE PARTIE.

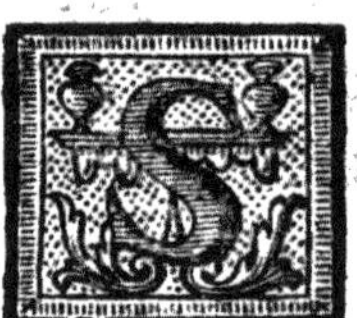

I j'ai relevé les erreurs dans lesquelles on tombe, & les fautes que l'on commet dans les soins relatifs à l'état de grossesse, je ne me crois pas moins obligé d'examiner celles qui ont rapport au traitement des Accouchées; puiſque ces erreurs & ces fautes contribuent également à faire dégénérer l'eſpece.

Sommeil après l'accouchement.

La fatigue qu'a cauſée le travail de l'enfantement; l'eſpèce de bien-être que goûte une Femme qui vient d'accoucher; le repos dont elle a beſoin, & auquel elle ſe livre avec plaiſir, ont fait préſumer que le ſommeil ne pouvoit que lui être un bon reſtaurant. La choſe eſt vraie en elle-même: mais cet uſage eſt ſuſceptible d'inconvéniens que le vulgaire n'enviſage pas. Toutes les parties ſe relâchent pendant le ſommeil; ce qui s'oppoſe à ce que la matrice, qui a été diſtendue par un volume conſidérable qui rempliſſoit ſa capacité, ſe contracte ſuffiſamment pour reſſerrer les orifices béans de ſes vaiſſeaux; d'où peut réſulter une perte, à laquelle pluſieurs Femmes ont ſuccombé : l'état de foibleſſe étant maſqué par le ſommeil, de manière à ne pas faire ſoupçonner qu'elles puiſſent avoir beſoin de ſecours prompts & efficaces ; & lorſqu'on veut les éveiller, on les trouve mortes. En mon particulier, j'ai vu arriver une fois ce malheur, & des gens de l'Art m'en ont cité d'autres exemples. Si l'on eſt dans le cas de laiſſer dormir une Femme immédiatement après qu'elle eſt accouchée, il faut donc avoir la précaution d'examiner quelquefois dans ſon lit ſi l'écoulement des lochies * n'eſt pas trop abondant.

Bandage ſerré après l'accouchement.

Dans la fauſſe vue de ſoutenir la matrice qui a ſouffert pendant les neuf mois de la groſſeſſe ; dans la crainte que ſes ligamens ſe relâchent, & qu'il s'enſuive une deſcente de cet organe ; enfin, dans l'intention auſſi de calmer les tranchées, on eſt dans l'uſage de ſerrer la région hypogaſtrique *, par le moyen d'une ſerviette qui fait le tour du corps, & qui en contient quelquefois une ou deux, pliées en pluſieurs doubles, appliquées ſur le milieu de cette région. Bien-loin que cette méthode ſoit de quelque utilité, je puis aſſurer qu'elle eſt très-dangereuſe, en ce qu'elle fait croupir les lochies * dans le tiſſu des parois de l'uterus *, & dans ſa cavité; ce qui augmente certainement les tranchées, au lieu de les diminuer, & cauſe ſouvent la fièvre, & même l'inflammation du viſcère.

Breuvages & topiques adminiſtrés, dans l'intention d'appaiſer les tranchées utérines *.

Il y a encore un autre préjugé preſque généralement répandu au ſujet des tranchées utérines *, que l'on croit appaiſer par des breuvages quelquefois fort dégoûtans, ou par l'application de quelques topiques *. Comme il eſt très-rare que le premier accouchement ſoit ſuivi de tranchées, on doit inférer delà que celles qui ſe font ſentir dans les couches ſubſéquentes * ne ſont autre choſe que l'effet de quelques engorgemens qui ſont reſtés aux parois utérines*. Les douleurs qu'occaſionne, dans ces circonſtances, l'évacuation des lochies *, ne ſont donc cauſées que par un effort ſalutaire que fait la nature pour lever cet engorgement. D'après cela, on peut juger de quelle inutilité, ou même de quel danger peuvent être certains remedes. Je dis de quel danger ; car s'ils ſont narcotiques *, comme quelques-uns les recommandent, ils ſuſpendent l'écoulement d'un fluide dont l'évacuation eſt néceſſaire ; ils donnent lieu aux liqueurs de s'engorger davantage ; & multiplient par conſéquent la ſomme des douleurs pour la ſuite, lorſque l'action du ſtupéfiant eſt paſſée. Si, au contraire, ces médicamens ſont ſpiritueux * & incendiaires *, comme il eſt d'uſage chez le Peuple, ils augmentent le ton * des fibres *, bien-loin de les relâcher, en même temps qu'ils font aborder une plus grande quantité de fluide à la partie affectée, par l'orgaſme * qu'ils cauſent dans la circulation. Or, ces cauſes réunies, augmentent l'intenſité * des tranchées utérines *, au lieu de les appaiſer.

Si l'on peut permettre quelque choſe aux Femmes qui deſirent ardemment de prendre des remèdes contre les tranchées, ce ſeront les ſeuls adouciſſans, les lavemens émolliens *, & les topiques * de même nature.

Linge ſale.

Le vulgaire croit que le linge blanc procure des évacuations ſanguines, conſidérables après l'accouchement; ce qui eſt une grande erreur; & quelques Sages-femmes, ou Gardes, font, en conséquence, habiller aux Accouchées une chemise sale, & les font coucher dans des draps sales aussi : ce qui peut développer les principes de putridité à laquelle sont sujettes les Femmes en couche, & leur causer des démangeaisons, la fièvre, & même quelquefois une éruption miliaire*.

Air raréfié de la chambre, boissons prises chaudes, ou d'une nature incendiaire *.

Un usage bien pernicieux, & malheureusement trop accrédité, c'est d'échauffer les Femmes accouchées par l'air raréfié * de la chambre, par des boissons prises chaudes, & pis encore par des boissons d'une nature incendiaire * ; telles que le vin, les autres liqueurs spiritueuses *, & sur-tout cette décoction qu'on nomme *bouchet*. Cette chaleur accélère le mouvement de la circulation ; donne lieu à des pertes, ou au moins à un écoulement très-abondant des lochies *;

cauſe la fièvre & des maladies putrides. Les grandes ſueurs, qui ſont l'effet de cette méthode échauffante, affoibliſſent les malades; rendent leur convaleſcence longue; leur procurent des maux de tête; les conſtipent: & l'on peut aſſurer que ces incommodités ſouvent funeſtes, que l'on qualifie communément du nom de *froids*, proviennent de ce que les Accouchées, étant dans une forte ſueur, ne peuvent mettre leurs bras hors du lit, ſe retourner dedans, ou ſe lever, ſans être ſurpriſes par l'air. J'ai une multitude d'expériences pour moi, que les Femmes, qui ont reſpiré un air tempéré & ſouvent renouvellé, & à qui l'on n'a pas adminiſtré des boiſſons priſes chaudes, ou d'une nature incendiaire *, ont eu des ſuites de couche beaucoup plus heureuſes que celles qui ont ſuivi opiniâtrément la condamnable coutume échauffante, reçue & accréditée.

Crainte des lavemens.

C'est mal-à-propos que l'on redoute les lavemens dans les couches; car, excepté le jour que le lait monte au sein avec le plus de force, je suis dans l'usage de les prescrire contre la constipation, les maux de tête & les coliques, sans parler d'autres cas où ils sont absolument nécessaires; & je puis assurer qu'en général rien ne contribue plus à rendre les suites de couches franches, en avouant que celles qui ne nourrissent pas ont plus besoin de ce secours que celles qui allaitent.

Crainte des purgatifs.

Excepté aussi le jour qu'on nomme improprement celui de la fièvre de lait, on doit purger les Femmes accouchées lorsque la nécessité l'exige, & selon l'indication curative *. Le préjugé de croire qu'on ne doit évacuer, par le moyen des purgatifs

purgatifs, qu'après ſix ſemaines, dans la fauſſe crainte d'arrêter l'écoulement des lochies *, a été la cauſe d'une infinité d'accidens. Combien de mères, & d'enfans qu'elles nourriſſoient, n'en ont-ils pas été les victimes?

Crainte des vomitifs.

La crainte que l'on a des vomitifs eſt auſſi mal fondée; & l'on doit les adminiſtrer, avec aſſurance, lorſque beſoin eſt. J'ai émétiſé, dans les premiers jours, après l'accouchement, excepté dans celui de la fougue du lait, & l'ai vu faire par pluſieurs autres Miniſtres de ſanté très-inſtruits, ſans qu'il en ait réſulté aucun accident: j'en ai vu, au contraire, les meilleurs effets.

Crainte de la ſaignée du bras.

Généralement on redoute trop les ſaignées du bras, ſi néceſſaires dans les engorgemens & inflammations de matrice, & dans une multitude d'autres cas où les Gens de l'Art peuvent la prescrire avec fruit. J'ai vu des Malades, regardées comme perdues, sauvées par la saignée faite contre l'avis & aux grandes clameurs de tous les Assistans; & j'en ai vu d'autres, on peut dire assassinées par l'opposition invincible qu'elles, les leurs, & d'autres famelettes ont apportée à ce remede héroïque *.

Bouillons succulens, pris plusieurs fois dans le jour & la nuit.

Les bouillons succulens, que l'on a coutume de faire prendre aux Accouchées chaque trois ou quatre heures, sont sujets à s'alcaliser * dans les premieres voies *; à faire perdre l'appétit; à causer des dégoûts, & même des maladies putrides. Une nourriture un peu solide, modérément rafraîchissante, & non putrescible *, est infiniment préférable. C'est celle que je prescris; & certainement je m'en suis trouvé à merveille dans le cours d'une pratique fort heureuse: en faisant toujours la distinction de celles qui nourrissent d'avec celles qui n'allaitent pas, pour permettre davantage aux premières ; ce que le vulgaire ignorant ne veut pas comprendre, alimentant indistinctement les unes & les autres.

Banquet du Baptême.

On peut avancer, avec certitude, que les banquets que l'on a coutume de faire dans les Baptêmes, le fracas qu'ils occasionnent aux oreilles des Accouchées, les conversations que cela leur donne lieu de tenir, les mets lourds & indigestes qu'elles y mangent pour l'ordinaire, & les boissons échauffantes qu'elles y prennent, ont fréquemment des suites fâcheuses.

Volatils & cordiaux dans l'écoulement abondant des lochies.

Je dirai ici la même chose, au sujet des lochies * abondantes, que j'ai dite, dans la première Partie, rélativement aux pertes. Lorsqu'on voit les forces s'affoiblir, il est d'ordinaire qu'on fasse respirer des esprits volatils *, & que l'on prescrive des cordiaux *, aulieu des incrassans *, des astringens * rafraîchissans, & d'autres secours que peut administrer un Praticien méthodique, & que j'ai eu quelquefois le bonheur de substituer à temps à la méthode échauffante que la routine aveugle avoit indiquée: pouvant me flatter d'avoir sauvé des Femmes qui alloient bientôt être les victimes de l'ignorance, comme l'annonçoit l'augmentation de l'écoulement sanguin. J'ajoute que les foiblesses ne sont pas si effrayantes aux yeux des Gens instruits qu'à ceux du vulgaire, parce qu'elles donnent le temps au sang de former caillot à l'embouchure des veines utérines *.

Topiques appliqués sur le sein pour faire

Je ne puis taire que j'ai vu souvent de mauvais effets résulter des topiques appliqués sur le sein, dans l'intention de diſſiper le lait. J'ai ordonné, avec plus de ſuccès, l'application de coton cardé, ou de vieux mouchoirs de mouſſeline, parfumés, ſi l'on veut, de ſucre & de genièvre; avec l'attention de tenir les mamelles relevées, & de les ſerrer très-légérement: mais ſe gardant bien de les comprimer avec violence, comme beaucoup de Femmes en ont la pernicieuſe habitude: ce qui donne lieu à des dépôts fâcheux & de longue durée, enſuite de la contuſion des glandes de ces parties.

paſſer le lait.

Il y a une erreur d'autant plus généralement répandue qu'elle a été accréditée par des Phyſiologiſtes & des Accoucheurs du premier ordre; c'eſt de croire que les Accouchées n'ont du lait dans le ſein qu'au troiſième jour. Cette opinion eſt fondée ſur ce que les mamelles ne ſe gonflent évidemment qu'à

Ne faire teter les enfans qu'au troiſième jour.

cette époque, par la fougue de l'ascension du lait. Mais je puis assurer qu'elles contiennent déja de cette liqueur immédiatement après l'accouchement. D'une fausse théorie on a tiré une fausse conséquence pratique : on a cru que la nature ne perfectionnant qu'au troisième jour la secrétion * du lait, les nouveaux-nés n'avoient besoin de nourriture que dans ce temps ; ce qui est une absurdité : car aussitôt après la naissance, les enfans ont des besoins physiques : & la meilleure preuve qu'on puisse en apporter, c'est que si la Mère ou une Nourrice étrangère leur présentent le sein, ils tetent. Pourquoi donc l'homme veut-il toujours mettre des entraves à la marche de la nature ? Pourquoi ne veut-il pas conclure de l'uniformité de ses opérations, d'après l'examen de ce que font les animaux ? Dès qu'ils refpirent, ils ſucent le lait de leur mère. Toutes les femelles des quadrupèdes nourriſſent leurs petits, ſans qu'elles ſoient troublées dans cette fonction naturelle par les maux qui attaquent le ſein des Femmes ; tels que les gerçures des mamelons *, les duretés, l'inflammation, la ſuppuration du corps même de l'organe ; & par des effets qui en dérivent, ce qu'on appelle *lait répandu* : maux familiers à ces dernières, parce qu'elles attendent au troiſième jour, que les mamelles ſoient engorgées de l'humeur laiteuſe, pour les préſenter à leurs enfans. Alors ceux-ci ont de la peine à ſaiſir le mamelon * ; l'organe eſt trop rempli de lait pour pouvoir être vuidé ſuffiſamment : cette liqueur s'y accumule de nouveau : en outre elle a acquis un certain degré d'acrimonie * par ſon ſéjour, & elle eſt devenue trop épaisse pour passer à travers des filières dont le diamètre devoit être préparé par une humeur plus ténue *, qui est le colostre * : difficulté à vaincre, que les Nourrices nomment *casser les cordes, rompre les lumieres.* Combien ces différentes incommodités, que les Femmes se procurent, en suivant une routine aveugle, c'est-à-dire, en ne donnant pas le sein aux nouveaux-nés immédiatement après être accouchées, & en attendant au troisième jour qu'il soit gonflé, irrité & douloureux ; que le lait soit aigri & trop épais ; que les conduits lactifères * soient obstrués : combien, dis-je, ces incommodités n'altèrent-elles pas leur tempérament, & n'influent-elles pas d'une manière désavantageuse sur les enfans? Les inconvéniens qui en résultent, sont de ne pouvoir achever de nourrir dans la circonstance préſente ; de ne pouvoir, la plupart du temps, le faire à la ſuite des accouchemens ſubſéquens * ; enfin de ne faire quelquefois plus d'enfans, ou du moins de n'en mettre au monde que de foibles & valétudinaires. Quel tort une erreur ne fait-elle pas à l'eſpece humaine ? Que les Accouchées préſentent donc le ſein le plutôt poſſible, ſi elles ne veulent pas tomber dans ce dédale de maux.

Les mères de ne pas nourrir leurs enfans.

Si les mères ſont autant expoſées, en tardant à donner aux nouveaux-nés la liqueur qui n'eſt élaborée * chez-elles qu'à cet effet, combien de périls ne courent pas celles qui veulent s'exempter d'un devoir ſi légitime ? Je vais en eſquiſſer le tableau : mais devroit-il être mis devant les yeux d'Etres qui ſe flattent d'avoir la raiſon en partage, pour les engager à remplir le vœu de la nature, & à ſe ſoumettre à la loi honorable & avantageuſe qu'elle leur impoſe? Pourquoi n'eſt-ce pas un opprobre parmi nous de confier les enfans à des Nourrices mercenaires, comme c'en étoit un chez les Grecs, les Romains, les Germains, & actuellement encore chez les Chinois, ainſi que chez d'autres Peuples que nous regardons comme non-policés, & qui cependant connoiſſent mieux que nous les moyens de procurer à l'homme une bonne conſtitution? Faut-il que les lionnes & les tigreſſes dépoſent leur férocité dans les antres des déſerts, en donnant à leurs petits le lait qui leur eſt naturellement deſtiné, pour reprocher aux Femmes leur barbarie, & la honte dont elles ſe couvrent? Enfin celles-ci veulent donc qu'on croie que ce ſont les paſſions & la volupté ſeules qui les ont néceſſitées à être mères; puiſque, dès le moment qu'elles ont mis au jour les malheureuſes victimes de leur cruelle indifférence, elles les rejettent & les écartent au loin.

Je ſais que la plupart des Femmes allèguent qu'elles n'ont pas la force de nourrir; que leur ſanté eſt foible; &, qu'en allaitant, elles l'altéreront davantage. Combien n'apportent-elles pas d'autres raiſons futiles? Je réponds à cela, & j'en ai l'expérience, que de nourrir raccommode bien plutôt le tempérament que de le détruire: & ſi l'on m'apporte des exemple- de Femmes mortes après avoir allaité, je dirai qu'elles avoient chez-elles un germe de maladie, qui ſe feroit plutôt développé, & qui les auroit fait périr quelques mois auparavant. J'aſſurerai encore que les incommodités de la groſſeſſe ſont pires que celles de l'allaitement;

& qu'il est, on ne peut pas plus rare, qu'une Femme ait pu porter un enfant pendant neuf mois, sans qu'elle puisse ensuite le sustenter de son lait. Si elle est si foible, comme elle veut le persuader, comment soutiendra-t-elle la crise dangereuse de la fougue du lait, sa résorbtion * & son refoulement? Comment, en un mot, résistera-t-elle aux incommodités d'une nouvelle grossesse dont elle est menacée au bout d'un mois ou de six semaines, avant qu'elle soit refaite de la première, & pendant qu'il circule encore chez-elle une liqueur étrangère & ennemie; je veux dire le lait répercuté? La nature outragée vengera donc ses droits sur la mère, & trop malheureusement encore sur l'enfant à naître, qui viendra au monde foible & languissant, & qui, étant confié aux soins d'une Nourrice mercenaire, comme ſon aîné, y périra, ou ſortira de ſes mains valétudinaire. Quelle cauſe, grand Dieu, peut contribuer davantage à faire dégénérer l'eſpèce, & à cauſer la dépopulation !

Mais, je le ſens, dans le ſiècle où nous vivons, où l'intérêt général eſt compté pour rien, & où l'on ſacrifie tout à l'égoïſme, il eſt néceſſaire de démontrer l'avantage perſonnel qu'il y a de nourrir, ou mieux encore les maux individuels pour les mères, ſi elles n'allaitent pas. Ainſi achevons l'eſquiſſe de notre tableau.

Oui, je l'aſſure, l'intérêt propre & la vanité des Femmes devroient leur ſuggérer de nourrir, pour conſerver leur fraîcheur, leur embonpoint, & la beauté de leur ſein, qui eſt expoſé, lorſqu'elles n'allaitent pas, à ſe flétrir par la répercuſſion * ſubite du lait; parce qu'il est privé, avec trop de célérité, du fluide qui causoit sa distension. Les Géorgiennes & les Circassiennes sont certainement les plus belles femmes du monde; elles conservent même leur fraîcheur jusques dans un âge fort avancé : elles nourrissent cependant leurs enfans. Que nos Européennes prennent donc exemple sur ces asiatiques, sur ces Peuples que nous nommons efféminés, & qui nous montrent la route du devoir, & l'obligation que nous impose la nature. Faut-il ajouter que celles qui n'allaitent pas ont un écoulement abondant des lochies * pendant six semaines, & quelquefois plus; qu'alors la matrice relâchée par cette longue évacuation, perd son action tonique *; que son tissu s'abreuve facilement, & retient captive les liqueurs qui y abordent : ce qui donne lieu aux fleurs blanches, dont ſont incommodées preſque toutes les Femmes qui ne ſont mères qu'à demi. Une preuve de ce que j'avance, c'eſt que celles mêmes qui ſont habituellement ſujettes à ce fâcheux écoulement, ne s'en reſſentent pas durant le temps qu'elles nourriſſent ; & l'on peut dire que cette maladie étoit à peine connue de nos Ancêtres, parce que le luxe, la molleſſe & la corruption n'avoient pas encore porté les mères à refuſer à leur fruit une partie de lui-même. Me niera-t-on qu'une matrice lâche & malade ſoit un organe qui ne peut que mal élaborer * la nourriture du fœtus*, qui naîtra par conſéquent moins vigoureux? Une expérience funeſte ne prouve-t-elle pas qu'un viſcère, ainſi affecté, contient en lui des diſpoſitions à un cancer, qui ſe manifeſte dans le temps critique de la ceſſation des règles? Dirai-je que les glandes des mamelles, engorgées de lait, peuvent rester skirreuses *, & y entretenir sourdement le principe de la cruelle maladie dont je viens de parler; ou bien que cet engorgement peut donner lieu à une inflammation, & ensuite à une suppuration très-dangereuse, qui au moins flétrit & déforme le sein où elle s'est formée, & le rend ordinairement inhabile à un allaitement futur; laisse enfin à la femme une convalescence longue & fastidieuse, qui influe toujours sur le physique? Ajouterai-je que le lait refoulé cause ces terribles maladies, nommées *lait répandu*, qui attaquent indifféremment toutes les parties du corps, & qui font périr cruellement, ou laissent des incommodités auxquelles la mort est préférable?

D'après cet exposé, je conclurai donc par dire qu'à moins de raisons fortes

fortes & plauſibles, qui ſont en très-petit nombre, & qui doivent être mûrement peſées par un Miniſtre de ſanté très-inſtruit, les Mères ne peuvent s'exempter de nourrir leurs enfans, & qu'elles ne doivent pas s'en rapporter là-deſſus à certaines Sages-femmes, ou à des Gardes qui ont un intérêt ſordide à les empêcher d'allaiter, pour qu'elles ſoient plus ſouvent dans le cas d'accoucher.

Ayant examiné, dans cette ſeconde partie, les Préjugés & Uſages abuſifs qui concernent les Femmes accouchées, je vais paſſer, dans la troiſième, à ceux qui ſont rélatifs aux enfans en bas âge.

Fin de la ſeconde Partie.

PRÉJUGÉS ET USAGES ABUSIFS

Concernant les Enfans en bas âge.

TROISIEME PARTIE.

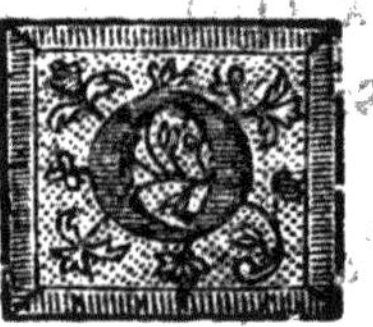

ON ne fait pas assez attention combien le soin qu'on prend des enfans en bas âge, dans l'état de santé, & combien la manière de traiter les incommodités qu'ils apportent en naissant, ou les maladies qui les attaquent par la suite, influent en bien ou en mal sur leur constitution pour le reste de la vie, suivant que l'administration de ces secours a été bonne ou mauvaise. Ces Etres foibles, dont nous devons deviner les besoins physiques, & qui ne peuvent nous exprimer les maux qu'ils ressentent, méritent bien qu'on étudie, plus particuliérement qu'on ne le fait, la science qui a leur conservation pour objet. Achevons donc de déchirer le voile de l'erreur ; substituons la méthode à l'empyrisme; que les Préjugés & les Abus cèdent à la raison ; que le bien remplace le mal : que mes Compatriotes & autres recueillent enfin, pour leurs Descendans, les fruits qu'une routine aveugle a jusqu'ici empêchés de mûrir.

Pour peu qu'on examine la marche de la nature, on doit

Enfans crus viables à sept

mois, & non à huit. s'appercevoir que généralement, plus ses différentes productions ont acquis d'accroissement, plus leur existence future est assurée. Cependant, d'après un faux principe, on pense qu'un fœtus * né à sept mois est viable, tandis qu'un venu à huit ne peut être élevé. Le préjugé là-dessus est poussé si loin chez certaines gens, que j'ai vu négliger absolument des enfans qu'on croyoit être nés à huit mois, (comme si les connoissances qu'une Femme a sur cet article étoient de toute infaillibilité) dans la persuasion que les soins qu'on pouvoit prendre d'eux étoient inutiles. Oui, j'ai vu confier de ces Etres infortunés à des personnes étrangères, pour les sustenter par quelques alimens peu convenables, en attendant que la mort vint les enlever; sans que les Mères daignassent leur présenter le ſein, ou qu'on crût néceſſaire de les remettre entre les mains d'une Nourrice. J'ai à m'applaudir d'avoir démontré en quelques circonſtances la fauſſeté de cette opinion, & d'avoir conſervé à la Société des Membres que le préjugé & l'erreur ſembloient vouloir en proſcrire.

Pêtrir la tête avec les mains pour corriger ſes difformités.

Si la tête du fœtus * a été enclavée dans le baſſin, parce que ſon diamètre étoit trop volumineux pour enfiler librement le détroit de cette capacité ; ou ſi elle s'eſt préſentée obliquement, & a appuyé ſur un des os qui forment le pourtour de ce détroit, il arrive qu'elle prend une forme contre nature : alors la plupart des Sages-femmes ou des Gardes s'ingèrent de la pêtrir avec les mains, pour la reſtituer dans ſon état naturel ; comme ſi la nature, notre mère commune, ne rétabliſſoit pas cet accident de conformation, en passant d'une manière insensible par les nuances & les degrés nécessaires, pour qu'il n'en résulte rien qui puisse exposer l'enfant au danger : au lieu que la compression forte & subite qu'éprouve le cerveau, par l'action des mains de la Matrône ou de la Garde, dérange l'économie de ce viscère, & peut influer désavantageusement sur le moral & sur le physique de l'individu, comme on en a vu des exemples.

Délivrer avec trop de promptitude lorsque l'enfant vient au monde décoloré & languissant.

La précipitation avec laquelle presque toutes les Accoucheuses délivrent les Femmes, (Usage abusif dont il a été question dans la première Partie) fait qu'il arrive quelquefois qu'avant que le fœtus * ait respiré, il est privé de la communication que l'on doit cependant, autant que faire se peut, rétablir entre lui & sa Mère, s'il est pâle, foible & languissant; car si l'on manque à cette précaution, il périt presque toujours: au lieu qu'on le rend à la vie si l'on ne fait pas la ligature du cordon, & si l'on ne délivre pas que la circulation de la Mère à lui, & de lui à elle, n'ait peu-à-peu repris son cours; ce qui exige en certaines circonstances un assez long espace de temps, selon que les vaisseaux ombilicaux ont essuié un plus ou moins grand degré de compression dans le travail de l'enfantement, ou selon que le fœtus * lui-même a souffert. J'ai eu le bonheur de rappeller à la vie un grand nombre d'enfans, qui paroissoient morts en venant au monde, en leur soufflant de l'air dans les poumons, en les frictionant avec des linges trempés dans de l'eau-de-vie chaude, en leur chatouillant & irritant les organes de l'odorat & du goût, en enveloppant de linge chaud le cordon de ceux qui étoient foibles, pâles & décolorés, afin de rétablir la circulation entre eux & leurs Mères, pour ne pratiquer la ligature qu'ensuite; enfin, en faisant au plus vîte la section du cordon à ceux qui avoient le visage violet, & paroissoient apoplectiques, pour les saigner par ce moyen, & ne faire la ligature qu'ensuite.

Certaines Matrônes ont coutume, en pareil cas, d'extraire le délivre, & de le faire tremper dans un plat où il y a de l'eau-de-vie chaude, croyant que les vapeurs spiritueuses de cette liqueur pénètrent la masse du placenta *, & se transmettent, par les vaisseaux du cordon, jusques dans l'abdomen * du fœtus *, pour le vivifier. Les Gens instruits sentent que cette prétention est une chymère. L'Usage abusif suggère donc un moyen inutile, tandis qu'on ne suit pas les voies simples que nous indique la nature bienfaisante, ou qu'on n'emploie pas des moyens méthodiques & raisonnés, prescrits par notre Art.

Faire la section du filet avec l'ongle.

Je ne puis m'empêcher de condamner une mauvaise pratique, mise en usage par quelques Sages-femmes ou Gardes, c'est de couper, ou pour mieux dire de déchirer le filet aux Nouveaux-nés avec l'ongle du pouce, que certaines laissent grandir à cet effet; au lieu de faire appeller un Chirurgien intelligent: car cette opération n'est pas, dans toutes les circonstances, aussi indifférente qu'on le croit vulgairement. J'ai vu résulter, de la section ou déchirement du filet avec l'ongle, un gonflement & une inflammation qui ont empêché le mouvement de la langue, qui, en conséquence, est devenue inhabile à exercer les fonctions nécessaires pour la succion * : ce qui a fait périr les enfans faute de nourriture. J'ai vu d'autres fois que les artères ranines * ayant été ouvertes, ces petits infortunés sont morts d'hémorrhagie, ou à la suite de cet écoulement.

Ligature sur la peau du ventre, & non sur le cordon, dans le cas d'exomphale.

Les enfans naissent quelquefois avec une exomphale ou hernie * par le trou du nombril. C'est un cas embarrassant pour une Matrône, par rapport à la manière de lier le cordon. Je crois devoir rapporter, à ce sujet, un fait dont j'ai vu les tristes suites.

Une Accoucheuse, au lieu de faire la ligature sur le cordon même, en dehors de l'exomphale, se mêla de réduire dans le bas-ventre les parties sorties, par le moyen du taxis *, & fit ensuite la ligature sur la portion de peau distendue, dans la fausse idée que la cicatrice s'oppoſeroit à une nouvelle formation de la hernie : mais, lors de la chûte du fil qui avoit ſervi de lien, il ſe manifeſta une éventration *, qui fit périr la malheureuſe victime de l'ignorance & de la préſomption.

Préjugé au ſujet des effets qu'on croit réſulter de la ligature du cordon faite éloignée du ventre.

Il y a, au ſujet de la ligature du cordon, un préjugé, qui, ſans être préjudiciable aux enfans, donne lieu de taxer mal à propos d'impéritie les Accoucheurs ou les Sages-femmes. Pourquoi ne pas chercher à déchirer le voile de l'erreur ? C'eſt toujours rendre ſervice à l'eſpèce humaine : au reſte, la choſe eſt de mon ſujet.

Un enfant a-t-il une exomphale, ou ſortie des boyaux par le trou du nombril ; ce qui a été occaſionné par quelques vives douleurs, par un effort pour aller à la ſelle, par ſes cris, ou par la pernicieuſe coutume d'emmaillotter ; on dit que l'Accoucheur ou la Matrône ont lié le cordon trop loin du ventre. Mais peu importe qu'on en fasse la ligature plus ou moins près, sa séparation se fait toujours d'une manière uniforme dans l'endroit où la peau se termine. J'ai vu une Sage-femme qui ne lioit le cordon qu'à la distance de cinq à six pouces, pour, disoit-elle, empêcher les enfans d'avoir des tranchées, & je ne me suis pas apperçu que ceux à qui elle a fait l'opération de cette manière fussent plus sujets aux hernies * ombilicales que d'autres. Cependant les Accoucheurs ont déterminé le siège de la ligature du cordon ombilical à environ deux pouces. En la plaçant le plus près possible du ventre, comme quelques-uns l'indiquent, on risque de lier la portion de peau qui s'étend, pour l'ordinaire, de quelques lignes sur le cordon, &

par conféquent de donner lieu à une éventration * confécutive * : ou bien, fi la ligature venoit à couper le cordon, comme cela arrive quelquefois, il ne feroit plus poffible d'en placer une autre au deffous, pour fe rendre maître de l'hémorrhagie.

Faux emploi des évacuans, pour faciliter la fortie du méconium.

Il y a un Ufage abufif, rélativement aux Nouveaux-nés, qui tient en partie à la pernicieufe coutume qu'ont les Mères de ne pas préfenter le fein qu'au troifième jour. En attendant cette époque, on donne aux enfans de l'eau miellée ou fucrée, de la manne diffoute, ou du fyrop de chicorée mêlé avec de l'huile d'amandes douces, pour faire évacuer leurs phlegmes & leur méconium * ; tandis que ce devroit être au coloftre *, ou premier lait à favorifer cette excrétion *. Voilà donc un moyen pharmaceutique * ou artificiel substitué à celui que présente la nature : lorsque, par un contraste singulier, si la Mère n'allaite pas, on fait venir une Nourrice d'une campagne peu éloignée, ou du lieu même, qui donne aussi-tôt le sein au Nouveau-né ; sans qu'on ait eu la précaution de lui faire prendre auparavant de ce mêlange pour l'évacuer, & pour disposer son estomac & ses intestins * à digérer le lait épais de sa Nourrice. On néglige donc, lorsque la Mère allaite, un moyen naturel pour en employer un factice * ; & au contraire, quand on donne une Nourrice étrangère à l'enfant, on n'aide pas la nature par les secours que l'Art fournit.

Abus du maillot.

Quand l'Homme connoîtra-t-il donc ses vrais intérêts ? quand jugera-t-il sainement ? Sera-t-il toujours l'artisan de ses malheurs ? Comment ne voit-on pas que l'uſage du maillot ne peut qu'être préjudiciable à chaque individu en particulier, & par conſéquent à l'eſpèce humaine en général? Peut-on ne pas s'appercevoir que des membres foibles & délicats, qui devroient croître par la liberté & par l'exercice, étant contraints & ſerrés, ne ſe développent qu'avec peine, & n'acquierrent que des forces lentes & tardives? Et s'ils ſont comprimés dans une mauvaiſe direction, ne leur procurera-t-on pas une conformation vicieuſe? Si nous ne voulons-pas nous donner la peine d'examiner les objets qui nous environnent, pour en tirer des conſéquences utiles, raiſonnons au moins d'après l'analogie. Les Sauvages qui, dès qu'ils viennent au monde, ſont abandonnés à eux-mêmes, & nuds dans des mannes ou dans des trous creuſés en terre & remplis de mouſſe, ne ſont-ils pas plus grands, plus forts, mieux conſtitués, & plus agiles que nous, qui dès la naiſſance ſommes reſſerrés dans l'étroite priſon du maillot? Enfin, voit-on des difformités chez les animaux comme chez les hommes? Oui, les langes dont les enfans ſont entourés ne peuvent que les contenir douloureuſement, les inquiéter, les échauffer, les renfermer enfin dans un air concentré, & rendu mal-ſain par la tranſpiration, l'urine & les matières fécales. Ces entraves excitent par conſéquent chez-eux des cris qui troublent leurs digeſtions, & ſont la cauſe de deſcentes. Ajoutons que, la poitrine étant comprimée, le poumon ne ſe dilate qu'avec peine, ce qui prépare le germe des pulmonies. En outre, les viſcères du bas-ventre, les vaiſſeaux & les glandes de tout le corps, excepté de de la tête, étant à la gêne, les ſucs s'y engorgent, & ſe dévoient même de certaines parties ſur d'autres. Delà les obſtructions du foie, de la rate, du mézentère, & le reflux des liqueurs vers la tête, qui groſſit en raiſon du dépériſſement du reſte de la machine : delà le rachytis * & les convulſions. Comment des Etres intelligens, ou qui croient avoir cette qualité en partage, ne s'apperçoivent-ils pas que les gémiſſemens de ces petits infortunés ceſſent dès qu'on les débarraſſe du maillot, & recommencent dès qu'on les remet dans les liens ? C'eſt l'innatention, le manque d'attachement & la pareſſe des Nourrices mercenaires qui perpétuent une méthode ſi abuſive. Il faut avouer que les gens ſans prévention ont déja ſecoué ce préjugé de la mode : cependant il s'en faut de beaucoup que la raiſon ait généralement fait là-dessus les progrès qu'on devoit attendre : mais il faut espérer qu'enfin ils ne seront pas tardifs. Dans l'expectative de cette heureuse révolution, je puis dire avoir observé, avec une satisfaction réelle, que, depuis quelques années qu'on a proscrit en partie la pernicieuse coutume d'emmaillotter, on voit moins d'enfans incommodés qu'auparavant.

Abus de la bouillie.

Ne sont-ce pas ces mères empruntées qui sont à la solde des parens ? Ne sont ce pas les Nourrices qui perpétuent aussi l'usage de cette colle indigeste dont elles surchargent l'estomac foible & délicat des malheureux individus confiés à leurs soins ? Ces femmes ayant gorgé les enfans d'un aliment lourd, de bouillie, en un mot, diminuent par ce moyen le besoin que ces petits infortunés auroient de boire plus souvent.

Elles ne consultent pas en cela l'avantage des nourrissons, mais le leur propre, en ménageant leur lait, de crainte de se fatiguer & de s'affoiblir. Elles prétendent que la bouillie appaise les tranchées auxquelles les Nouveaux nés sont sujets, parce qu'ayant l'estomac rempli d'un mets visqueux & qui a beaucoup de consistance, ils deviennent comme engourdis jusqu'après la digestion imparfaite de ce mauvais aliment : mais lorsque la stupeur * est passée, ils annoncent par leurs cris l'imperfection & le vice de cette digestion. Dans la fausse vue de leur procurer un bien actuel, on leur prépare une somme de maux pour l'avenir ; on leur affoiblit les organes digestifs * qu'on enduit de crudité acescentes *, qui donnent lieu à des coliques & à des déjections * poracées * ; on dispose leurs humeurs à acquérir de l'épaississement ou d'autres vices, d'où s'ensuivent le carreau *, le rachytis *, les écrouelles *. A la vérité, ils paroissent gras & bien portant; mais leur embonpoint n'est que factice *, & causé seulement par l'obstruction des vaisseaux lymphatiques * & des glandes. Ce n'est le plus souvent qu'au sevrage qu'on s'apperçoit que la prétendue graisse n'étoit que bouffissure, & qu'ils ont le ventre dur & tendu, le foie tuméfié *, & la tête volumineuse, tandis que les autres parties sont dans la maigreur.

Si l'on permet de la bouillie aux enfans, il faut qu'elle soit très-cuite, liquide, & faite avec de la farine cuite au four, du pain bien émietté ou de la semoule.

Administration de l'eau de pavot.

La fausse digestion de la bouillie étant faite quelques heures après qu'elle a été avallée, l'estomac n'eſt plus diſtendu, & ne preſſe plus ſur les vaiſſeaux & ſur les nerfs qui l'environnent : par conſéquent, l'engourdiſſement ceſſe vers le temps même de la ſoirée où la Nourrice voudroit ſe livrer au repos, qui eſt dérangé par les cris de l'enfant, occaſionnés encore par la compreſſion douloureuſe qu'exerce le maillot, ou par toute autre cauſe. Or, pluſieurs d'entre ces femmes ont la condamnable coutume, pour aſſoupir leurs nourriſſons, de leur faire boire de la décoction de pavot. On ſent combien l'adminiſtration de ce narcotique * eſt dangereuſe ; combien il ſtupéfie le genre nerveux, & ſuſpend les ſecrétions *, d'où peuvent réſulter des maux infinis.

Allaitement par les Nourrices mercenaires.

Combien d'autres inconvéniens directs ou indirects n'enttaîne pas après ſoi l'allaitement par les Nourrices merçenaires ? Un Nouveau né remis entre les mains de ces femmes gagées, est d'abord privé du lait de sa mère ; aliment seul qui lui est destiné par la nature : ensuite, il l'ôte à l'enfant de sa Nourrice même, qu'elle sevre très-jeune, ou qu'elle met hors de chez elle à vil prix. De l'une à l'autre, on voit combien l'abus & le mal se propagent, ou bien la Nourrice allaite l'enfant d'autrui & le sien ; à quoi elle ne peut suffire qu'en les surchargeant tous deux de bouillie : au lieu que si elle n'en avoit qu'un à sustenter, & qu'elle eût suffisamment de lait, le besoin de s'en débarrasser feroit qu'au moins elle donneroit moins de l'autre aliment visqueux * & indigeste. Ajoutons qu'une femme de la Ville est d'une constitution plus foible, toutes choses égales d'ailleurs, qu'une Villageoise, dont la nourriture & l'exercice diffèrent de ceux de la citadine. Or, en ſuivant la filiation des choſes, le lait de la payſane aura donc trop de conſiſtance & ſera trop lourd, vu la foibleſſe des viſceres digeſtifs de l'enfant de la Ville, ce qui entraîne, à peu de choſe près, les mêmes ſuites que nous avons attribuées à l'uſage de la bouillie.

Préjugé qu'un nouveau Nourriſſon renouvelle le lait.

Mais, guidés toujours par le préjugé, bien des gens me diront qu'un nouveau nourriſſon renouvelle le lait : ce qui prouve qu'il n'eſt point d'abſurdités auxquelles le vulgaire n'ajoute foi. Et moi je ſoutiens qu'outre les effets dangereux d'un vieux lait & qui ſont en grand nombre, une femme qui nourrit depuis neuf ou dix mois, eſt plus ſujette à devenir groſſe, qu'une qui eſt accouchée nouvellement. Voilà donc le nourriſſon plus en danger d'être gâté, que s'il avoit eu un lait frais. Ainsi, concluons que quand les mères sont dans la malheureuse impossibilité de nourrir, il faut toujours donner aux enfans le lait le plus nouveau, sur-tout si c'est un citadin qui doive être allaité par une Villageoise.

Logemens mal sains des Nourrices, défaut de soin.

Mais combien d'autres maux ne causent pas à ces petits individus l'incurie, le défaut d'attachement, & la pauvreté même de Nourrices mercenaires ! Combien en outre, ne leur transmettent-elles pas de vices physiques & moraux ! La nomenclature en seroit trop longue. Occupons-nous simplement des abus auxquels on peut remédier, & dont on néglige cependant la réforme, par la raison peut-être qu'elle est simple & facile. Je dirai donc que les femmes peu aisées se logent dans des appartemens bas, enfoncés, humides, ſouvent trop échauffés, puans & non aérés : que n'ayant pas d'ailleurs les ſollicitudes qu'auroient ſans doute les vraies Mères, elles laiſſent croupir les enfans dans leur berceau, ne leur font pas reſpirer le grand air, de peur, diſent-elles, de les enrhumer, les abandonnent dans une chaiſe, ou par terre, à la garde le plus ſouvent d'autres enfans, qui à peine ont aſſez de raiſon pour ſe conduire eux-mêmes. Toutes ces erreurs dans l'éducation phyſique des germes de la ſociété, à part les accidens, donnent lieu aux maladies de la peau, à l'obſtruction des glandes, aux écrouelles *, au rachytis *.

Voile épais pour recouvrir le cerceau au-deſſus de la tête.

De l'abus de croire que les enfans en bas âge doivent être élevés dans des eſpeces d'étuves, & qu'ils ne doivent pas jouir des bienfaits de l'atmoſphere * libre, s'enſuit un autre pratique non moins ſujette à de mauvaiſes ſuites, c'eſt de couvrir leur berceau d'un voile fort épais qui forme une voûte peu ſpacieuſe au-deſſus de la tête, par le moyen d'une eſpece de dôme fait avec des cerceaux; cavité dans laquelle ſe concentrent les vapeurs de la reſpiration, ſans qu'elles puiſſent s'en échapper, ni que l'air extérieur y ait accès.

Langes mouillés d'urine & employés de nouveau après avoir été ſéchés.

Comment des femmes étrangeres & gagées, dont le ſalaire n'eſt pas ſuffiſant pour qu'elles s'occupent en total de leurs nourriſſons, peuvent-elles prendre ſoin d'eux, comme cela s'exécuteroit ſous les yeux d'une mère? J'en ai vu pluſieurs qui, de crainte de faire ſouvent la leſſive, renouvelloient peu les langes, & faiſoient ſervir de nouveau ceux qui avoient été mouillés par l'urine, après les avoir ſeulement fait ſécher, uſage condamnable qui occaſionne des rougeurs, des prurits *, des excoriations *.

Par une conſéquence qui dérive du goût qu'a le vulgaire en général pour la méthode échauffante, on lave toujours les enfans avec de l'eau chaude qui les énerve, tandis qu'on ne devroit employer, pendant l'hyver, que de l'eau à peine dégourdie, & de l'abſolument froide pendant l'été, avec la précaution, dans l'une & l'autre circonſtances, d'y faire diſſoudre un peu de ſavon, pour nettoyer les endroits du corps les plus ſujets à être craſſeux. Oui le lavage à l'eau chaude relâche & amollit ces petits individus, tandis que celui à froid les fortifie, les préſerve des maladies de la peau, auxquelles ils ſont fort ſujets, ainſi que des rhumes, des engelures, des obſtructions, des deſcentes & du rachytis * Je puis aſſurer que ce

Lavage à l'eau chaude.

que j'avance est le résultat de mes observations depuis plusieurs années.

Crasse considérable laissée sur la tête des enfans.

Par un autre préjugé, on laisse sur la tête des enfans la crasse quelquefois considérable qui y vient, & qui, en empêchant la transpiration du cuir chevelu *, la fait jetter sur les yeux, les oreilles, le nez, la bouche, & les glandes de la partie supérieure du col. Quoiqu'en puissent dire les Nourrices, cette crasse est pernicieuse, bien loin d'être salutaire, comme elles voudroient le prouver par de mauvais raisonnemens : & je soutiens, contre leur avis, qu'il faut la faire tomber, & l'enlever doucement avec une brosse trempée dans de l'eau de savon.

Bercer trop fort.

Je ne m'oppose pas à ce que l'on berce très-doucement les enfans lorsqu'ils prouvent par leurs cris plaintifs qu'ils ressentent quelques maux. Mais les balancemens conſidérables qu'on leur fait eſſuyer, influent déſavantageuſement ſur le cerveau & ſur l'eſtomac.

Attribuer à la dentition les convulſions & les déjections poracées.*

On met ſouvent ſur le compte des germes prétendus des dents, les convulſions, & ces déjections * poracées * que les enfans rendent avec des tranchées très-vives; mais il eſt rare que la dentition ſeule, ſans aucune complication de maladie putride, ſoit la cauſe de ces accidens : ſouvent même la dentition n'y eſt abſolument pour rien. La fauſſe opinion où l'on eſt que c'eſt toujours la percée des dents qui donne lieu à ces ſymptomes, empêche que l'on appelle un Médecin inſtruit pour remédier à la maladie, & on laiſſe périr ces petits infortunés, en diſant que la difficulté de la ſortie des dents les a enlevés.

Hochets

Lorſque les enfans ſouffrent pour

garnis de cryſtal ou de corail.

la percée de leurs dents, & qu'ils ont les gencives tuméfiées* & douloureuſes, on leur met en main pour les diſtraire, & leur rafraîchir la bouche, un hochet garni de c yſtal ou de corail. Cet uſage a même été accrédité par des Auteurs de mérite; mais ces corps durs rendent ler gencives calleuſes* & s'oppoſent par conſéquent à l'intention curative*, qui eſt d'amollir & de relâcher ces parties. Une petite croûte de pain, un morceau de régliſſe ou de racine de guimauve ſont infiniment préférables.

Liſières ou bretelles.

Le plaiſir que l'on goûte à voir marcher un petit enfant, fait qu'on s'efforce de développer chez lui cette faculté par toutes ſortes de moyens, parmi leſquels j'en ai reconnu un ſuſceptible d'inconvéniens; c'eſt de les ceindre de liſières ou bretelles qui leur compriment la poitrine, leur font lever les épaules, & empêchent le retour du ſang du cerveau. L'uſage des liſières devroit être borné à les ſoutenir ſeulement, & à les empêcher de tomber lorſqu'ils marchent ſeuls, & qu'ils ſont trop pétulens.

Uſage abuſif des corps à baleines.

Les peuples les mieux faits de la terre, & qui ont la plus belle taille, ne portent point de corps à baleines. Pourquoi donc nous obſtinons-nous à empriſonner le ventre & la poitrine de jeunes Etres chez leſquels ces parties doivent croître & ſe fortifier ? Peut-on être aſſez dépourvu de connoiſſances, & en même temps aſſez cruel pour ne pas s'appercevoir que la compreſſion qu'exerce, la gêne & les douleurs que cauſe une machine inflexible, dure, contondante, & qui n'imite pas la figure du tronc ſur lequel elle eſt garrottée, ne fait qu'excorier * la peau, & la déprimer en plusieurs endroits ; étrangler les vaisseaux & les nerfs ; refouler les liqueurs ; déplacer les viscères ; troubler par conséquent les fonctions naturelles ; affaisser & applatir les mammellons *, de maniere à rendre la plupart des filles inhabiles à allaiter, lorsqu'elles deviennent mères dans la suite ; enfin, faire déjetter les os du thorax *, & leur procurer une configuration vicieuse ? Combien de maux l'usage des corps à baleines ne cause-t-il donc pas à l'humanité ! Cette pernicieuse mode n'est à la vérité plus autant en vigueur depuis que l'éloquent Orateur de Genève, & plusieurs autres amis de l'espèce humaine l'ont foudroyée : mais elle ne l'est malheureusement encore que trop chez cette classe que l'on nomme bourgeoisie, & qui est un des principaux nerfs de

l'État ;

l'État ; mais il faut eſpérer que la révolution heureuſe qui doit achever de l'éclairer ſur ſes propres intérêts, & ſur le bien de ſes deſcendans, n'eſt pas éloignée, c'eſt le vœu que forme tout bon patriote.

Méthode échauffante dans le traitement de la rougeole & de la petite-vérole.

J'ai déjà dit que le commun des gens eſt partiſan de la méthode échauffante : auſſi, dans la rougeole & la petite vérole, on tient les enfans exactement couverts, dans une chambre fort chaude, dont on ne renouvelle pas l'air, & on leur adminiſtre des boiſſons incendiaires * & bues chaudes, tout cela ſous prétexte de hâter l'éruption *, à laquelle cette eſpèce de traitement s'oppoſe bien plutôt, & donne lieu à l'eſquinancie, à l'inflammation de la poitrine, au délire, aux convulſions, & à quelque maladie de langueur conſécutive *. Ajoutons que ce moyen curatif * rend la petite vérole maligne & confluente, tandis que l'air frais & renouvellé, le linge propre, au lieu du sale qu'on emploie communément, les couvertures légeres, les délayans & tempérans opèrent les meilleurs succès. On peut assurer que la plus grande partie des enfans qui meurent de la petite vérole, ou qui sont défigurés par ses ravages, le doivent à la meurtriere pratique échauffante, suivie par les femmes avec une espèce de fanatisme, au lieu d'appeller un Ministre de santé habile, pour traiter méthodiquement des maladies de cette importance. Il conviendroit même de prévenir la petite vérole naturelle par l'artificielle, au moyen de l'inoculation *, dont j'ai sous les yeux plusieurs exemples de la plus grande réussite. Nous avons sur ce sujet nombre d'ouvrages intéresſans ; dont un Précis clair & méthodique qui a remporté en 1772, le prix de l'Académie Royale des Sciences, Inſcriptions & Belles-Lettres de Toulouſe La queſtion étoit de » déterminer les avan» tages & la meilleure méthode » d'inoculer la petite vérole „. L'Auteur eſt M. Camper, de pluſieurs Académies.

Je viens de préſenter à MM. les Académiciens le réſultat de mes réflexions ſur *les Préjugés & les Uſages abuſifs qui concernent les Femmes enceintes, celles qui ſont accouchées, & les Enfans en bas âge.* Autant qu'il a été en mon pouvoir, je les ai combattus dans les différentes circonſtances, & pluſieurs fois j'ai goûté la joie pure que cauſe un triomphe qui n'a pour objet que l'intérêt public ; mais l'influence d'un ſeul homme ſur ſes ſemblables, n'a pas force de loi : il faut pour l'établir l'espèce de sanction que peuvent lui donner les suffrages de la Société savante, dont les travaux ne tendent qu'au bien de l'humanité.

FIN.

EXPLICATION

Des termes de l'Art qui peuvent ne pas être familiers à certains Lecteurs.

A

ABDOMEN. Bas-ventre.

ABORTIF. Fœtus abortif. Enfant venu dans les premiers mois de la grossesse.

ACESCENT. Qui tourne à l'aigre.

ACRIMONIE. Acreté.

AIGU. Maladie aiguë. Maladie violente & dangereuse qui se termine bientôt.

ALCALIN. Sentant la pourriture, l'œuf couvi.

ALCALISER. S'alcaliser. Se corrompre.

AMULETTE. Remède, figure ou

caractère qu'on porte sur soi, auxquels la crédulité ou la superstition attribuent beaucoup de vertus.

Astringent. Remède qui resserre.

Atmosphère. Atmosphère libre. Air libre. Grand air.

Atonie. Inaction.

C

Calleux. Dur. Racorni.

Carreau. Maladie des enfans qui ont le ventre dur & tendu.

Cellulaire. Tissu cellulaire. Tissu qui unit ensemble toutes les parties du corps.

Chevelu. Cuir chevelu. La peau de la tête.

Chyle. Liqueur extraite des alimens, qui contient toutes les autres humeurs du corps.

Colostre. Premier lait séreux qui se trouve dans le sein des Femmes après la délivrance.

Consécutif. Qui a lieu dans la ſuite.

Contractile. Force contractile. Action par laquelle une partie ſe reſſerre.

Cordial. Remède cordial, qui conforte le cœur en échauffant.

Curatif. Indication curative. Moyen curatif. Moyen de traitement que le caractère de la maladie indique d'employer.

D

Déjection. Les excrémens, les ſelles d'un malade.

Diaphragme. Muſcle en forme de cloiſon, qui ſépare la poitrine d'avec le bas-ventre, & qui eſt un des principaux agens de la reſpiration.

Diarrhée. Dévoiement. Flux de ventre.

E

Écrouelles. Scrophules. Humeurs froides.

Élaboré. Travaillé. Perfectionné.

Emménagogue. Remède irritant, qui porte les humeurs vers la matrice.

Émollient. Qui amollit, qui relâche.

Engouement. Engorgement.

Éruption. Sortie des boutons.

Éventration. Sortie des inteſtins ou boyaux hors du ventre.

Excoriation. Ecorchure.

Excorier. Ecorcher.

Excrétion. Evacuation.

Expansion. Croiſſance.

Extremité. Extrêmités inférieures. Cuiſſes, jambes & pieds.

F

Factice. Faux & artificiel.

Fibre. Ce qui forme la chair, vulgairement parlant.

Fluides. Humeurs du corps.

Fœtus. Enfant que la Mère porte dans ſon ſein.

Friction. Frottement.

Fumigation. Action de brûler quelques ſubſtances, pour en répandre la vapeur.

H

Hernie. Deſcente. Rupture.

Héroïque. Remède héroïque, ayant beaucoup de vertu. Spécifique.

Hypogastrique. Région hypogaſtrique. Partie inférieure du bas-ventre.

I

Incendiaire. Qui échauffe conſidérablement, comme le ſafran, la canelle, la muſcade, le clou de girofle, le vin, les liqueurs, &c.

Incrassant. Remède incraſſant ; c'eſt-à-dire, qui épaiſſit le ſang.

INDICATION. *Voyez* CURATIF, à la lettre C.

INOCULATION. Opération par laquelle on communique artificiellement la petite vérole.

INTENSITÉ. Exiſtence. Force. Activité.

INTESTIN. Vulgairement boyau.

L

LACTIFÈRE. Conduits lactifères, qui donnent paſſage au lait ; qui le portent, qui le charrient.

LOCHIES. Ce qu'on nomme ordinairement vuidanges ou purgations.

LYMPHATIQUE. Vaiſſeaux lymphatiques, qui charrient la partie blanche du ſang.

M

MAMELON. Ce qu'on nomme vulgairement bout.

MÉCONIUM. Excrément noir & épais, qui s'amaſſe dans les inteſtins de l'enfant pendant la groſſeſſe.

MILIAIRE. Éruption miliaire. Petits boutons, reſſemblans à des grains de millet, qui viennent ſur la peau.

N

NARCOTIQUE. Qui aſſoupit.

O

OMBILIC. Nombril.

ORGASME. Grande agitation.

P

PÉRIODIQUE. Qui ſe fait à temps marqués.

PHARMACEUTIQUE. Tiré de la Pharmacie des Apothicaires.

PLACENTA. Arrière-faix. Délivre.

PLÉTHORE. Abondance de ſang.

PLÉTORIQUE. Sanguin.

Poracé. Dont la couleur verdâtre tire ſur celle du poireau.

Prématurément. Avant terme.

Prurit. Démangeaiſon.

Pubis. Partie inférieure du bas-ventre.

Putrescible. Sujet à ſe corrompre.

R

Rachytis. Noueure.

Ranine. Artères ranines. Vaiſſeaux artériels-ſanguins, placés ſous la langue.

Raréfié. Air raréfié. Air qui étant échauffé devient plus léger, & occupe cependant plus d'eſpace qu'il n'en occupoit auparavant.

Raréfier. Faire occuper plus de place à quelque choſe qu'elle n'en occupoit auparavant.

Répercussion. Refoulement. Rentrée dans le torrent des humeurs.

RÉSORBTION. Rentrée dans le ſang.

RIGIDITÉ. Roideur. Défaut de ſe prêter.

S

SACCADE. Secouſſe prompte & violente.

SECRÉTION. Filtration. Séparation.

SKIRREUX. Grandement engorgé & dur.

SPASMODIQUE. Déſordonné.

SPIRITUEUX. Qui renferme des eſprits, comme le vin, les liqueurs.

SPONTANÉE. Qui ſe fait de ſoi-même, ſans être excité.

STERCORAL. Matières ſtercorales. Excrémens ſtercoraux. Matières fécales.

STUPEUR. Engourdiſſement.

SUBSÉQUENT. Qui a lieu par la ſuite.

SUCCION. Action par laquelle l'enfant pompe le lait contenu dans les mamelles.

SYMPTOMATIQUE. Dépendant d'une maladie quelconque.

T

TAXIS. Manière de faire rentrer les descentes à l'aide des mains seules.

TÉNU. Plus ténu. Moins épais.

THORAX. Poitrine.

TON. Force. Roideur.

TONIQUE. Action tonique. Vertu particuliere, au moyen de laquelle une partie conserve son action, sa force, sa roideur.

TOPIQUE. Remède appliqué sur une partie.

TUMÉFIÉ. Enflé.

U

UTÉRIN. Venant de la matrice. Appartenant à la matrice.

UTERUS. Matrice.

V

Vagin. Conduit de la pudeur.

Variqueux. Parſemé de veines gonflées & noirâtres.

Visqueux. Gluant.

Voie. Premières voies. C'eſt l'eſtomac où ſe fait la première digeſtion.

Volatil. Eſprit volatil. Le vinaigre; les eaux ſpiritueuſes & de ſenteur; l'eſprit volatil de corne de cerf, de ſel ammoniac; l'eau de luce; les ſels volatils d'Angleterre & de vinaigre.

FIN.

www.ingramcontent.com/pod-product-compliance
Ingram Content Group UK Ltd.
Pitfield, Milton Keynes, MK11 3LW, UK
UKHW020923180726
13838UKWH00002B/731

9 782329 279480